NUTRICION

Y CARRERA

LA MEJOR MANERA DE LLEGAR A LA META

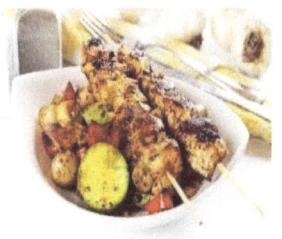

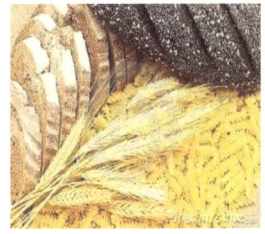

CONTENIDO

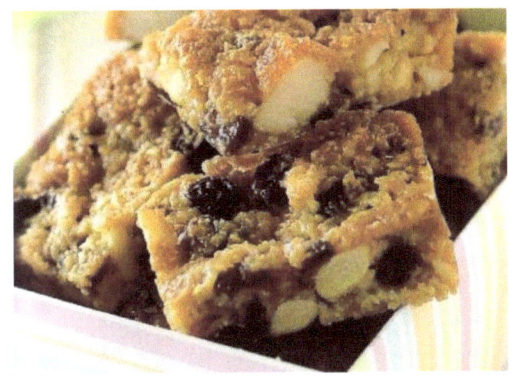

Realmente ¿que hace que un gran atleta como Jeremy Wariner o Tyson Gay, sean hombres con una potencia increíble y una resistencia envidiable? ¿Será sólo un entrenamiento intenso? Para nada, el éxito -no solo de estos corredores- sino también de los mejores atletas del mundo radica en su alimentación y tú no eres la excepción.

No cabe duda que la preparación para una carrera de 5 km o 10 km, no sólo lleva esfuerzo físico en un entrenamiento exhaustivo, sino que lleva todo un protocolo de alimentación, con una nutrición elite, este es el secreto para llegar a la meta.

Todos aquellos que son corredores (runners) saben que para una carrera intensa de 5 o 10 km, con mucha anticipación ocupan ingerir cerca de 300 a 600 calorías extras cada día, incrementando también las necesidades de proteínas de un 16% a 25%. Tus músculos no necesitan tanta potencia pero si un consumo considerable de aminoácidos y carbohidratos cuando de resistencia y largas distancias hablamos.

Los carbohidratos y las proteínas también cumplen un papel importante en la recuperación después de una carrera de larga distancia, por lo que es necesario consumirlos para recuperación de tejidos musculares.

Por esa razón tienes en tus manos una guía nutricional, confeccionada para las necesidades del *Runners* combinada con buenas recetas para que disfrutes también de bocadillos exquisitos, que no sólo te darán resistencia y recontruiran tus músculos, sino que te harán disfrutar del placer de la exquisitez culinaria.

¡Bienvenido a la guía nutricional Runners!

GRUPOS DE ALIMENTOS

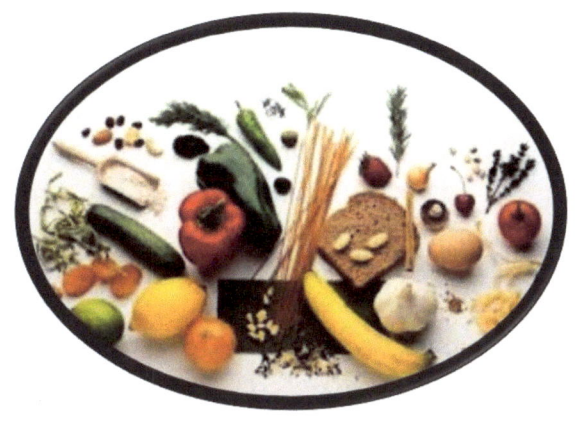

L a alimentación es la base básica para prevenir enfermedades y preservar nuestra salud.

Pero una alimentación equilibrada y combinada de manera correcta y con los grupos alimenticios correctos, exige que conozcamos los alimentos que ingerimos.

Ya sabemos que para largas carreras, el consumo de energía que tendrá nuestro cuerpo; será excesivo, por eso es importante conocer los distintos grupos alimenticios, sus propiedades y cuales no debemos eliminar de nuestra dieta bajo ningún concepto, sobre todo antes de una carrera de 5 o 10 km o después de una carrera del mismo kilometraje.

Cada grupo de alimentos desempeña una función, distribuidas en tres:

- Plástica
- Energética
- Reguladora.

La función plástica ayuda a nuestra estructura física.

Los alimentos energéticos, lógicamente, nos aportan energía.

Los alimentos que cumplen una función reguladora ayudan a la regulación de nuestro metabolismo.

Los grupos más comunes

Grupo 1- Lácteos

Su importancia radica en la reconstrucción de tejidos, constitución de la elasticidad, con una función plástica y con un gran aporte de proteína en cada infusión.

Grupo 2 - Carnes, mariscos y huevos.

Este grupo importante, constituido en su mayoría por proteínas (**pescados**, **carnes** y **huevos**). Cumplen una función plástica y aportan **proteínas**, **hierro** y **vitaminas**, sobre todo vitamina B y una producción de aminoácidos – *Elementos esenciales para la reconstrucción de musculo, después de ejercicio intenso.*

Grupo 3- Hidratos de carbono (descompuestos y compuestos).

Formado por las **legumbres**, **frutos secos** y **patatas**.

Tienen una doble función, plástica y energética, ya que son ricos en **hidratos de carbono** o mejor conocidos como carbohidratos. Además, las legumbres (carbohidratos descompuestos) son imprescindibles en nuestra dieta por su alto contenido en **fibra** y proteínas de origen vegetal.

Nota importante: *Indispensables antes y después de una carrera de 5 km y 10 km.*

Grupo 4- Verduras

Cumplen una función reguladora y son ricas en vitaminas, minerales y fibra.

Además, por su alto contenido en agua, están especialmente recomendadas para consumirlas antes y después de una carrera larga, por el estado de deshidratación que pueda presentar el cuerpo, ante el gasto de tanta energía producto de un ejercicio intenso.

Grupo 5- Frutas

Cumplen una función reguladora y, al igual que las verduras, son imprescindibles en nuestra alimentación diaria pre y post competencia, esto con el fin de abastecer a nuestro cuerpo de minerales y líquidos y de una buena producción de glucosa.

Lo más recomendable es incluir 5 piezas de frutas y verduras al día.

Grupo 6- Cereales

Cumplen una función energética. En este grupo también estarían los derivados y los dulces. Aportan calorías, carbohidratos y vitaminas.

Este grupo está especialmente recomendado antes y después de una competición, ya que le devuelven al cuerpo la energía pérdida en la carrera larga.

Cuando se mezclan con grupos proteínicos (lácteos, carnes o huevos), no sólo previenen al cuerpo de desgaste energético sino que se vuelve un elemento reconstituyente de tejido muscular. Sobre todo después de una competición.

Grupo 7- Grasas

Constituidos en su mayoría por grasas, mantequilla y aceites. Cumplen una función energética. Estos alimentos son ricos en vitaminas liposolubles.

Los alimentos de origen orgánico, como los glúcidos y los lípidos, proporcionan energía para que las células puedan desarrollar sus funciones. Por su parte, las proteínas aportan la materia que necesita la célula para crecer y para reponer su estructura, y las vitaminas ayudan a la realización de las reacciones químicas.

Dentro de los grupos de alimentos energéticos se encontrarían los hidratos de carbono (sobre todo en forma de legumbres, verduras y frutas) y las grasas (es aconsejable evitar la grasa animal). En cuanto a las proteínas, las encontramos en los lácteos, carnes con poca grasa y, sobre todo, en el pescado azul.

Por su parte, los alimentos reguladores, ricos en vitaminas, proporcionan la fibra y las sales minerales indispensables.

CARRERA DE 5 KM

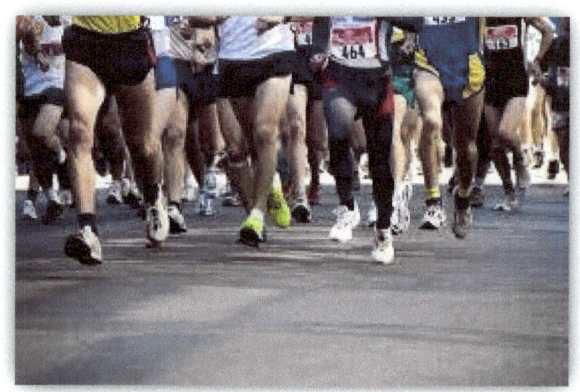

Pre alimentación

A todos los que nos gusta correr, no solo por salud sino para competir, ha sido inevitable no participar en una carrera de 5 km.

Para muchos esta es su primera experiencia, puede ser gratificante para unos y traumática para otros. ¿Cuál es el secreto para salir exitosos y no necesariamente con el primer lugar? La información.

La información es la mejor amiga que podemos tener, para que nuestra carrera de 5 km no sea traumática e inolvidable, - *y no precisamente por las buenas sensaciones en nuestro cuerpo-* .

El error más común de los corredores novatos, no radica en su calzado o su vestimenta, radica en la alimentación que tienen antes de correr en una competencia de este kilometraje. Si eres un nuevo corredor, la única forma de no cometer este error es informándote.

Déjame explicarte un poco cuales son los requerimientos nutricionales que necesitas antes de tu competencia.

Una carrera de 5 km lleva a una quema de energía y musculo, principalmente si es tu primera vez. Puedes haber entrenado todo lo que quieras, pero si tu alimentación no ha sido planificada, probablemente te va a ir muy mal, no solo en medio de la competencia, sino después de la competencia.

Dos días antes de la competición

Este es un buen momento para descansar y trabajar la nutrición con mucha atención y cuidado.

Tomemos en cuenta que la mayoría de carreras son los sábados y domingos, entre las 7:30 y 9:00 am, por lo que es recomendable iniciar el descanso; con la aliementacion indicada, desde el día jueves.

¿Qué debo ingerir? Para empezar necesitas saber que tu consumo diario de calorías deberá ser 2200 y 2600 cal, distribuidas de la siguiente manera:

- 45 a 70 gramos de grasa.
- 330 a 365 gramos de hidratos de carbono.
- 60 a 75 gramos de proteína.
- Bastante hidratación.

Un ejemplo de plan nutricional para el primer y segundo día, pre competencia.

Desayuno

- 2 lonjas de jamón de pavo.
- Una rebanada de pan integral con mantequilla o aceite de oliva con rodajas de tomate o pepinillos
- 1 yogurt natural.
- Cualquier fruta

Media mañana

- Un vaso de té o café (preferiblemente Té verde por sus antioxidantes) con una cucharada de miel.

- Un puñado grande de frutos secos (nueces, pasas, avellanas, almendras)
- Cualquier fruta.

Comida

- Garbanzos o lentejas con ensalada y vegetales (tomate, zanahorias, cebolla, patatas, ajos, etc.)
- Filete de pescado empanizado al horno (Receta 6).
- Cualquier fruta.

Merienda

- 90 gramos de avena integral, mezclada con agua tibia.
- Una taza de café o té.
- Cualquier fruta

Cena

- Una ensalada cesar con pollo (Receta 5)
- Un plato de pasta con tomate
- Cualquier fruta.

Antes de dormir

- Un vaso de leche y dos galletas integrales (opcional)

Nótese que la mayoría de los grupos de alimentos pertenecen a las grasas, proteínas pero en su generalidad a los hidratos de cárbono, esto debido a la gran cantidad de energía y glucosa que perderás el día de la competición.

Probablemente te sientas con un poco más de sueño de lo normal y con un poco más de apetito, es algo muy normal, por la producción de insulina; producto del consumo de hidratos de carbono y azucares.

Nota importante: La cena del día antes de la competencia deberá ser ligera y deberás acostarte temprano, para que puedas dormir por lo menos ocho hora, para que al otro día tengas una buena relajación muscular.

El día de la competición

Al fin llegó el gran día en donde tu esfuerzo, entrenamiento y dieta, se verán reflejados, en la verdadera razón de tu sufrimiento, la competencia, no importa en qué lugar llegues, lo importante es terminar con la frente en alto y con el menor daño físico posible.

Para esa mañana desayuna saludablemente como lo has venido haciendo, por lo menos dos horas antes de la carrera, ¿Qué es lo más aconsejable para ingerir esa mañana?

Puedes ingerir, cereales, leche y un par de tostadas con miel. Recuerda hidratarte bien, ya que el agua es un regulador de temperatura y también permitirá que tus articulaciones trabajen mejor, aparte de que necesitarás estar hidratado.

Post- alimentación

La alimentación correcta después de una carrera de 5 km, es igual de importante que la pre alimentación, pues sigue un proceso de recuperación de glucosa y reconstrucción de fibra muscular, ya que tu cuerpo fue expuesto a un gasto de energía.

Sigue entonces el descanso y la construcción de fibra muscular por lo que te voy a recomendar una dieta divida en los siguientes porcentajes:

- Proteínas: 60%
- Carbohidratos: 30%
- Grasas: 10%

El consumo de proteínas hará que las fibras de tus músculos se regeneren con más facilidad y en combinación con los grupos de carbohidratos y grasas, lograrás un balance bastante significativo en la recuperación de musculo y glucosa.

Un ejemplo de plan nutricional Post- Alimentación

Desayuno

- Dos huevos revueltos con un yogurt natural.
- Una rebanada de pan integral con mantequilla o aceite de oliva con rodajas de tomate o pepinillos
- Cualquier fruta

Media mañana

- Un vaso de té o café (preferiblemente Té verde por sus antioxidantes) con una cucharada de miel.
- Un puñado grande de frutos secos (nueces, pasas, avellanas, almendras)
- Una rebanada de queso (cualquier tipo).

Comida

- Ensalada y vegetales (tomate, zanahorias, cebolla, patatas, ajos, etc.)
- Pechuga de pollo (90 gramos) con patatas al horno
- Cualquier fruta.

Merienda

- Un yogurt natural.
- Una taza de café o té.
- Cualquier fruta

Cena

- Una ensalada verde con aceite de oliva.
- Un filete de tilapia. (90 gramos)
- Una porción de arroz blanco.
- Cualquier fruta.

Antes de dormir

- Un vaso de yogurt natural (opcional).

CARRERA DE 10 KM

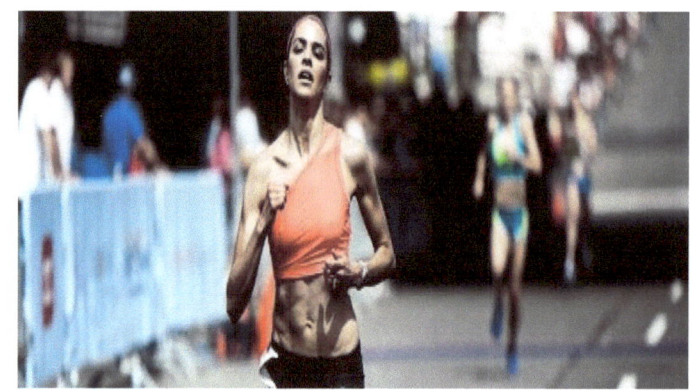

Pre alimentación

Una carrera de 10 km, son palabras mayores, cuando una persona elige participar en una competencia de este calibre, es porque ya tiene alguna experiencia, en este deporte, goza de un entrenamiento constante y sobre todo, ya conoce un poco sobre su nutrición y la importancia de la misma.

Si esta es tu primera carrera de 10 km, entonces también te recomiendo, lo que indique hace unos párrafos atrás, tu mejor amiga en este momento tan decisivo es la información.

Como es de esperarse, el entrenamiento y los requerimientos nutricionales son un poco diferentes a la carrera de 5 km, ¿Por qué?

Otro de los errores más comunes de los corredores novatos, con respecto a carreras de 10 km, es pensar que los requerimientos nutricionales son los mismos, que los de una carrera de 5 km, por esa razón muchos fracasan en el intento.

Déjame explicarte un poco cuales son los requerimientos nutricionales que necesitas antes de tu competencia.

Una carrera de 10 km conlleva una quema de energía y musculo; mucho más intensa.

Puedes haber entrenado todo lo que quieras, pero si tu alimentación no ha sido planificada, probablemente te va a ir muy mal, no solo en medio de la competencia, sino después de la competencia, como lo indicamos en el enunciado anterior.

Dos días antes de la competición

Este es un buen momento para descansar y trabajar la nutrición con mucha atención y cuidado.

Igualmente recordemos que la mayoría de estas carreras suceden los fines de semana entre sábados y domingos, por lo que es recomendale empezar el trabajo nutricional, con más intensidad, el día jueves.

¿Qué debo ingerir? Para empezar necesitas saber que tu consumo diario de calorías para una carrera de este tipo deberá ser 2800 y 3000 cal, distribuidas de la siguiente manera:

- 60 a 75 gramos de grasa.
- 350 a 400 gramos de hidratos de carbono.
- 95 a 100 gramos de proteína.
- Bastante hidratación.
- Suplementos alimenticios

Un ejemplo de plan nutricional para el primer y segundo día, pre competencia.

Desayuno

- Un yogurt natural.
- Una rebanada de pan integral con mantequilla de maní.
- Dos huevos revueltos con jamón
- Una porción de arándanos

Media mañana

- Un batido de Proteína.
- Un puñado grande de frutos secos (nueces, pasas, avellanas, almendras)
- Una porción de queso, con una rodaja de jamón de pavo.

Comida

- Ensalada y vegetales (tomate, zanahorias, cebolla, patatas, ajos, etc.)
- Una hamburguesa de carne de res con queso mozzarella ahumado (Receta 2)
- Una porción de frijoles.
- Cualquier fruta.

Merienda

- 90 gramos queso fresco (Sin grasa).
- Un batido proteínico.
- Una porción de avena.
- Cualquier fruta.

Cena

- Una ensalada verde con aceite de oliva.
- Un plato de pasta con tomate.
- Cualquier fruta.

Antes de dormir

- Un vaso de leche y dos galletas integrales (opcional)

Nota importante: La cena del día antes de la competencia deberá ser ligera y deberás acostarte temprano, para que puedas dormir por lo menos ocho hora, para que al otro día tengas una buena relajación muscular. Tambien es recomendable el uso de la keratina, va ayudar a que tengas mayor elasticidad y resistencia.

El día de la competición

Para esa mañana desayuna saludablemente como lo has venido haciendo, por lo menos dos horas antes de la carrera, ¿Qué es lo más aconsejable para ingerir esa mañana?

Puedes ingerir, avena, leche y un par de tostadas con miel. Recuerda hidratarte bien, ya que el agua es un regulador de temperatura y también permitirá que tus articulaciones trabajen mejor, aparte de que necesitarás estar hidratado lo suficiente para la competencia.

Antes de la competencia puedes ingerir una barra energética.

¡Buena suerte! Ya eres un campeón.

Post- alimentación

Bueno espero que te haya ido muy bien y que tu cuerpo haya resistido lo suficiente.

La alimentación correcta después de una carrera de 10 km, es igual de importante que la pre alimentación, pues sigue un proceso de recuperación de glucosa y reconstrucción de fibra muscular, ya que tu cuerpo fue expuesto a un gasto de energía bastante considerable.

 El descanso y la construcción de fibra muscular, son de suma importancia después de este tipo de carrera, por lo que te voy a recomendar una dieta divida en los siguientes porcentajes:

- Proteínas: 70%
- Carbohidratos: 20%
- Grasas: 10%

El consumo de proteínas hará que las fibras de tus músculos se regeneren con más facilidad y en combinación con los grupos de carbohidratos y grasas, lograrás un balance bastante significativo en la recuperación de musculo y glucosa.

Un ejemplo de plan nutricional Post- Alimentación

Desayuno

- Tres huevos revueltos con una grasa (salchichas)
- Una rebanada de pan integral con mantequilla o aceite de oliva con rodajas de tomate o pepinillos
- Una rodaja de queso tierno.

- Una fruta.

Media mañana

- Un batido proteínico.
- Una porción de avena
- Una rebanada de queso (cualquier tipo).

Comida

- Ensalada y vegetales (tomate, zanahorias, cebolla, patatas, ajos, etc.)
- Pollo cocido en salsa de soya y limón (Receta 2)
- Una porción de arroz (galletas)
- Cualquier fruta.

Merienda

- Barra energética.
- Una taza de café o té.
- Cualquier fruta

Cena

- Una ensalada verde con aceite de oliva.

- Un plato de espaguetis con carne molida (90 gramos) y queso parmesano.
- Cualquier fruta.

Antes de dormir

- Un batido proteínico (opcional).

Nota importante:

Puedes agregar en las comidas principales, pastillas que contengan vitaminas y minerales, también puedes agregar queratina, sea esta en polvo o en capsulas.

Los licuados proteínicos pueden ser de la marca Probolic.

Espero que esta guía nutricional para carreras de 5 y 10 km. Sea de gran ayuda o por lo menos te pueda servir de parámetro para iniciar en el mundo de las carreras, recordando siempre que el deporte es necesario para el correcto funcionamiento del cuerpo, del alma y la mente.

La inversión para vivir no tiene precio, por eso te agradecemos la atención brindada, y como un adicional queremos regalarte un pequeño recetario, en donde podrás preparar los alimentos más fáciles y más deliciosos, para recobrar las fuerzas, la vitalidad pero sobre todo disfrutar del descanso y de una excelente recuperación.

¡Buena suerte!

RECETAS

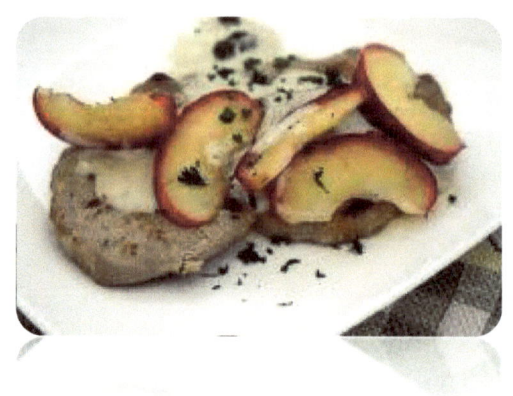

Receta 1 **Lomo** de cerdo en salsa de manzana

Ingredientes:

- Lomo de cerdo de aproximadamente un kilo y medio.
  Para el marinado
- 1 taza de caldo de pollo.
- 1 cucharadita de cebolla picada.
- 1 diente de ajo.
- 1 cda. De chile dulce verde picado
- 5 cucharadas de agua y una hoja de laurel
  Para el relleno
- 2 cdas. De mantequilla.
- 2 manzanas rojas, peladas y picadas.
- ½ cucharadita de jugo de limón.
- 2 tazas de nueces.
  Para la salsa
- 2 manzanas rojas peladas y cortadas en trozos.
- ½ cucharadas de jugo de limón.
- ¼ de taza de agua.
- 4 cdas. De miel.

Preparación:

El lomo

- Precaliente el horno a 350°F (180°C).
- Con un cuchillo haga una abertura a lo largo del lomo sin abrirlo.

- Licue los ingredientes y espárzalos en el lomo y deje marinar una hora.

El relleno

- Derrita la mantequilla y sofría las manzanas con el jugo de limón, las nueces y deje enfriar.
- Ponga el relleno sobre la apertura del lomo y enróllelo con la ayuda de un hilo y colóquelo en el horno con un recipiente correcto, por una hora hasta que esté cocido.

La salsa

- Licue los ingredientes y hiérvalo, luego baje el fuego hasta que enfríe y sirva el lomo.
- Puede acompañar con zanahoria y chayote hervidos en tiras.

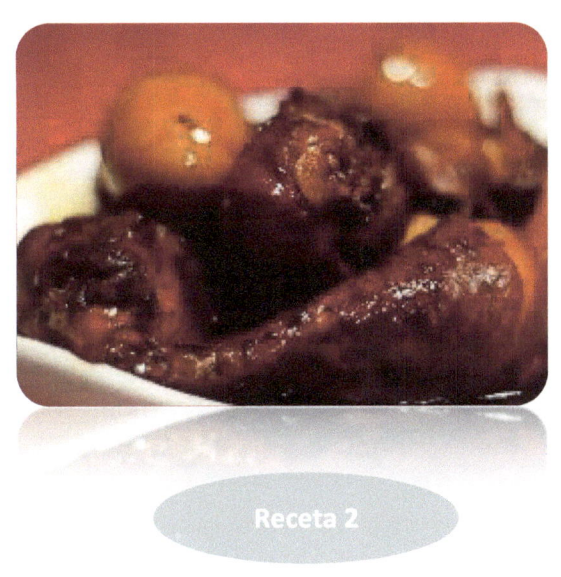

Receta 2

Pollo cocido en salsa de soya y limón

Preparación

- 90 gramos de pollo con hueso.
- Ponga a dorar el pollo en una sarten, con cucharadas de aceite de oliva.
- Mezcle con un ajo picado.
- Agregar cascara rayada de limón.
- Una pizca de pimienta.
- Dos cucharadas de salsa de soya.
- Una cucharadita de azúcar.
- 1/3 de taza de agua y mezclar
- Agregue el pollo, tápelo y deje cocinar a fuego lento-
- Voltee las piezas de pollo una vez.
  Nota: El platillo estará listo en aproximadamente 15 minutos.
- Agregue jugo de limón a más salsa de soya al gusto.

Hamburguesa de carne
de res con mozzarella ahumado

Receta 3

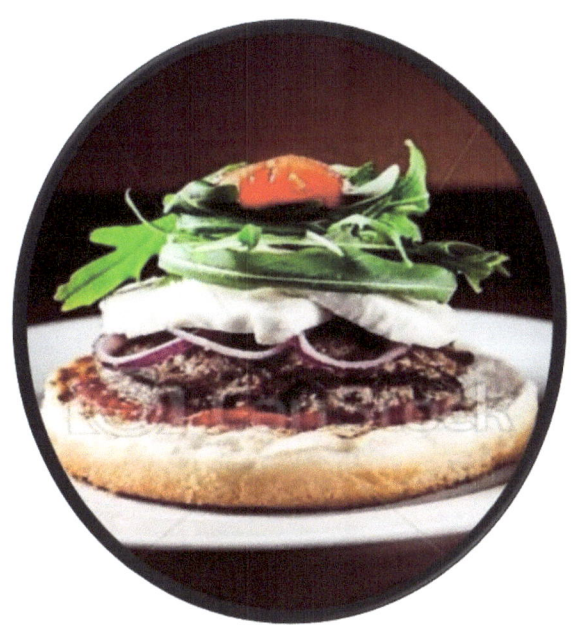

- Corta en cuatro pedazos 100 gramos de mozzarella ahumado.
- Divide en cuatro 500 gramos de carne molida y forme cuatro empanaditas alrededor de cada pedazo de queso.
- Agregue sal y pimienta.
- Ásalo hasta que las partes exteriores queden firmes al tacto, aproximadamente 3-4 minutos por lado.
- Sirva sobre bollos tostado con otros ingredientes de tu agrado.
  Calorías por porción: 250 Kcal

Pechuga de pollo

Rostiza con hierbas

Receta 4

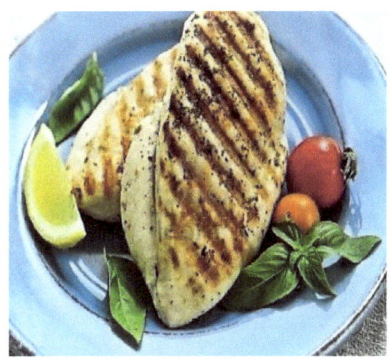

- Corta el pollo en tiras delgadas a lo largo.
- Calienta el horno a 160 grados centígrados.
- Mezcla una cucharada cilandro fresco, finamente picado.
- ¼ de taza de perejil fresco, sal y pimienta.
- Coloca el pollo en recipiente con aceite de oliva.
- Mezcla las hierbas y una taza de caldo de pollo.

- Rostiza alrededor de 15 minutos y sirve con la salsa.

Receta 5

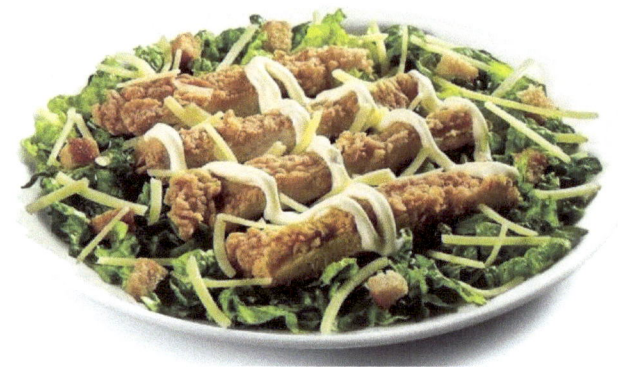

Ensalada Cesar con Pollo

- Cocina al carbón pechugas delgadas de pollo.
- Unta ajo en una ensaladera.
- Bate dos huevos con un tenedor.
- Agrega y mezcla dos cucharadas de anchoas finamente picadas.
- Un poco de salsa inglesa, sal y pimienta.

- Revuelvo con lechuga romana fresca.
- Revuelve con lechuga romana y cubre con pollo y queso parmesano fresco rallado.

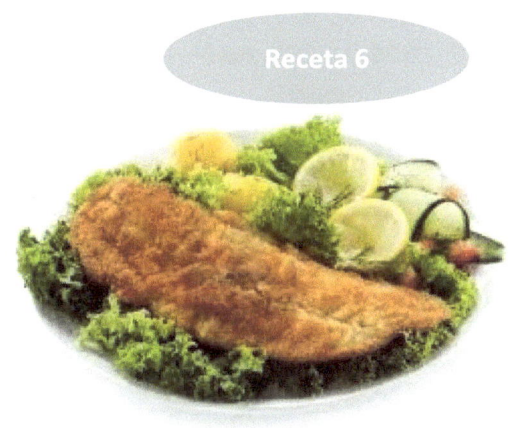

Receta 6

Filetes de pescado

empanizado

- Precalienta el horno a 220 grados centígrados.
- Sumerge los filetes de pescado en 1 y ½ tazas de leche.
- Luego drena y empaniza los filetes con pan molido, sazonado con pan y pimienta.
- Sirve dos cucharadas de aceite de oliva en el fondo de un recipiente.
- Agrega los filetes y báñalos con un poco de aceite.
- Hornea entre ocho y quince minutos y sirve acompañado de rodajas de limón.